Te $^{97}_{232}$

OBSERVATIONS ET CONSIDÉRATIONS

SUR

LA TAILLE BILATÉRALE

ET SUR

LA TAILLE MÉDIANE,

Lues à la Société Impériale de Médecine de Marseille,

PAR

M. ROUX, de Brignoles,

Professeur de Médecine opératoire et de Pathologie externe à
l'École de Médecine de Marseille ;
Membre correspondant de l'Académie de Médecine, de la Société
de Chirurgie et de la Société Médicale d'émulation de Paris,
des Sociétés de Médecine pratique de Lyon, Bordeaux, Douai,
Nîmes, etc. ;
Membre titulaire de la Société Impériale de Médecine de Marseille ;
Officier de l'Université de France.

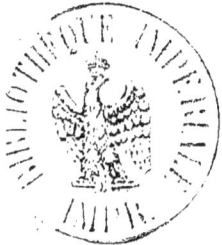

MARSEILLE.

TYP. ET LITH. BARLATIER-FEISSAT ET DEMONCHY,
PLACE ROYALE, 7 A.

1858.

OBSERVATIONS ET CONSIDÉRATIONS

SUR

LA TAILLE BILATÉRALE ET SUR LA TAILLE MÉDIANE,

Lues à la Société Impériale de Médecine de Marseille,

Par M. ROUX, de Brignoles.

MESSIEURS,

Tout calculeux qui peut être examiné à loisir par un chirurgien, lui fournit ordinairement des données qui le fixent sur le volume approximatif de la pierre contenue dans sa vessie et qui lui permettent de choisir la méthode opératoire la plus appropriée.

La lithotritie et les diverses tailles peuvent être mises à contribution selon les circonstances; elles ont des titres égaux à notre confiance et je n'attribue qu'à l'habitude à laquelle on se laisse aller, malgré soi, la préférence exclusive manifestée par des hommes du plus grand mérite. Ce qui se passe ici pour la cysto-tomie a lieu pour l'opération de la cataracte : l'un vante l'abaissement qui lui est familier, l'autre préfère l'extraction, sans tenir compte des complications qui peuvent contr'indiquer sa manœuvre favorite.

Obligé par mes fonctions d'exposer la valeur de chaque mode opératoire, je fais, depuis plus de vingt ans, mes efforts pour prémunir les élèves qui suivent mes cours contre une préférence exclusive et souvent non méritée. Cependant, en fait de taille, on peut se trouver appelé auprès d'un malade inconnu, dans une localité éloignée, et privé de renseignements suffisants. Il faut pourtant délivrer le patient d'un calcul qui le tourmente depuis long-temps et sur les dimensions duquel on ne possède que des données à peu près nulles... Si l'exploration de la vessie peut être faite quelques instants avant l'opération, le chirurgien peut rectifier le diagnostic, se faire une idée du véritable état des choses, et adopter la méthode la plus appropriée à l'état du malade; mais il peut arriver qu'il ne puisse pas même essayer le cathétérisme et que, dans la crainte de rencontrer une pierre volumineuse, il soit forcé d'opter pour celle qui lui ouvrira la voie la plus large et la plus capable d'éviter des tiraillements sur les organes voisins.

Deux fois je me suis trouvé dans cette position difficile, deux fois j'ai pratiqué, sans hésiter, la taille bilatérale ou bilatéralisée avec le succès le plus complet. Voici les faits :

1re *Observation.* — Il y a peu de temps, je fus prié par M. Caille, médecin, à Aubagne, de me rendre au plutôt à Gémenos auprès d'un enfant âgé de 4 ans, porteur d'un calcul *qui pouvait être volumineux.* La famille désirait que l'opération fût pratiquée le jour même.

Telle était la substance d'une lettre qui me fut remise à 10 heures du matin ; à 3 heures de l'après-midi, j'étais rendu auprès du malade accompagné d'un aide intelligent et muni des instruments nécessaires. Deux médecins avaient soigné cet enfant qui ne voulait plus se laisser sonder, ils soupçonnaient l'existence d'un calcul volumineux et une forte irritation de la vessie occasionnée par de longues et vives douleurs.

Toutes les méthodes de cystotomie sont ordinairement suivies de succès à cet âge, malgré le faible développement de la prostate, pourvu que l'incision soit proportionnée au volume du calcul. En présence de renseignements aussi incomplets, je crus devoir donner la préférence à la méthode bilatérale que j'exécutai au moyen d'un assez gros cathéter et du lithotome double, après avoir préalablement soumis le malade à l'action du chloroforme.

Le calcul était réellement fort gros, car il égalait presque le volume d'un œuf de pigeon. De petites tenettes en opérèrent néanmoins l'extraction avec facilité, l'enfant fut replacé dans son lit, les cuisses convenablement relevées et fixées ; il ne s'éveilla qu'un quart d'heure après, n'ayant éprouvé ni douleur, ni émotion. Le 6ᵉ jour, les urines avaient repris leur cours ; le 12ᵉ, la plaie était cicatrisée.

2ᵐᵉ *Observation.* — Le nommé Truc, de Bras, département du Var, âgé de 20 ans, était tourmenté depuis cinq ans environ par un calcul vésical qu'on avait, en vain, tenté de broyer. Plusieurs tentatives de lithotritie n'avaient abouti qu'à produire des douleurs atroces et des hématuries fort alarmantes. Ces opérations avaient été faites par un médecin qui fait annoncer son passage en province par les journaux de la localité où il se trouve.

Lorsque je fus consulté, les souffrances étaient grandes et presque incessantes ; ce jeune homme resté timide et chétif, voulait bien céder aux instances de sa famille qui désirait une opération plus efficace que celles qui avaient été tentées ; mais, la vue d'une sonde suffisait pour l'effrayer et le mettre en fuite. Un jour je fus appelé pour lui pratiquer la taille : aides et appareil étaient disposés, le malade seul manquait, il venait de déserter la maison paternelle pendant mes préparatifs.

Je reçus, il y a quelque mois, une lettre dans laquelle le malade me promettait une résignation absolue, il me donnait rendez-vous à St.-Maximin (Var), chez un de ses parents. J'avais de bonnes raisons pour faire ce voyage et je trouvai le malade bien disposé en apparence, mais lorsque je voulus lui lier les pieds et les mains, il fut repris par ses terreurs et il engagea avec son père, qui, outré, voulait le contraindre, une lutte désespérée. Heureusement, j'étais assisté par M. le docteur Bonneau, chirurgien de 2ᵉ classe de la marine impériale, qui avait très-souvent fait usage du chloroforme en Crimée et qui parvint, tout en causant, à le lui faire respirer et à l'endormir.

Je me hâtai de placer ce malade indocile sur une table disposée préalablement, et de pratiquer le cathétérisme explorateur qui ne m'avait pas été permis, pas plus qu'aux autres médecins présents à l'opération. N'ayant aucun renseignement sur l'état des organes et du calcul, j'avais placé auprès de moi un lithotome double et un autre simple, dans l'intention de recourir à l'un ou à l'autre, selon les circonstances.

On avait remarqué que le jeune Truc rendait depuis près d'un an et à chaque instant, de petites quantités d'urine et que ses efforts d'excrétion provoquaient souvent la chute du rectum. La grosse sonde que j'introduisis, trouva la vessie vide et contractée à tel point, que je ne pus injecter la moindre quantité d'eau tiède pour la distendre. Au moyen de cette sonde et du doigt introduit dans le rectum, je reconnus un calcul très-volumineux et immobile. Il était dès lors bien démontré pour moi que je devais ouvrir la voie la plus large à la pierre, si je voulais éviter des inflammations graves ou des abcès profonds à des organes qui avaient tant souffert. Je me décidai donc encore cette fois à pratiquer la taille bilatérale qui fut promptement exécutée; mais, quand je voulus charger le calcul, les tenettes ne purent s'ouvrir dans cette vessie fortement contractée, malgré l'état d'anesthésie complète où était plongé le malade.

Alors, avec l'indicateur gauche je conduisis sous sa face inférieure, du côté du rectum, une large curette qui me permit de le soulever et de le faire avancer un peu. Les tenettes réintroduites l'enlevèrent alors sans difficulté; pas une goutte d'urine ne s'écoula, l'incision ne donna presque pas de sang. Des injections adoucissantes furent faites, après que j'eus acquis la certitude qu'il ne restait rien dans la vessie. Le calcul aussi gros qu'un petit œuf de poule, était dur, mural ; toutes les brèches qui avaient pu être faites autrefois par le percuteur courbe avaient disparu, le malade replacé dans un lit ne tarda point à s'éveiller ; il fut enchanté de ce qui avait été fait à son insçu et malgré lui, et lorsque quelques heures après je remontai en voiture, il jouissait du calme le plus parfait.

MM. les docteurs Bonneau, Boyer, Madon, et Olivier, médecin vétérinaire fort estimé, avaient assisté à cette opération ; ils en surveillèrent les suites qui furent des plus simples, car l'urine reprit son cours dès le cinquième jour et la plaie se cicatrisa rapidement.

Je m'abstiendrais de vous communiquer, Messieurs, des observations de taille bilatérale et de dire ma pensée sur cette méthode opératoire, bien persuadé que les avantages qu'elle présente ont été suffisamment démontrés par Chaussier, Béclard, Senn, de Genève, et surtout par Dupuytren, si des chirurgiens qui occupent un rang élevé dans la science, n'avaient tenté dernièrement de faire prévaloir la taille médiane.

M. le professeur Bouisson, de Montpellier, dans de savantes leçons cliniques, dans un mémoire bien fait et dans des articles de journaux (1), conseille une modification de cette méthode qui n'est pas nouvelle et qui, depuis longues années, a été pratiquée par divers médecins, et entr'autres, par feu M. Raynaud,

(1) Voy. Tribut à la chirurgie, t, 1. Montpellier médical, n° 1. *Gazette des Hôpitaux*, 31 juillet, 1858. *Presse Médicale de Marseille*, 10 septembre 1858.

premier chirurgien en chef de la marine à Toulon,
qui opérait devant une foule de témoins la plupart
encore vivants. M. Bouisson ne fait point l'incision
sur le raphé, mais il s'en rapproche beaucoup. M.
Raynaud portait de même l'incision à gauche, très-
près de la ligne médiane. (1) Une crainte exagérée de
l'hémorrhagie que je ne crois légitime que dans les circonstances où se trouvait le sujet de la première

(1) Dans la crainte de n'avoir conservé que des souvenirs inexacts,
j'ai prié mon honorable ami le professeur J. Roux, de Toulon, de
me retracer le procédé de taille médiane pratiquée par feu M.
Reynaud, son devancier. Voici sa réponse :

Feu Jean-Joseph Reynaud, mon maître, s'exprime ainsi dans
un mémoire écrit de sa main que j'ai sous les yeux en ce moment :

« Pendant l'hiver de 1818, en faisant à l'amphithéâtre des expé-
« riences sur la méthode recto-prostatique de Sanson, il me vint à
« l'idée qu'il serait bien plus facile d'arriver dans la vessie en
« suivant le bord gauche du raphé. . . . .
« . . . . , ...

« Dans mon cours d'opération de la même année, j'enseignai
« cette méthode que j'appelle taille *médiane* ou *raphéenne*, parce que
« je la pratique *presque* sur la ligne médiane et contre le bord gauche
« du raphé. . . . . . »

Tel était le lieu où J.-J. Reynaud faisait son incision périnéale,
et il a montré ce procédé à plusieurs médecins et à toutes les
générations d'élèves de son temps.

Le 20 septembre 1841, Reynaud m'envoyait à Paris, où j'étais
alors, le mémoire manuscrit que je possède, afin de publier, moi-
même, sa méthode ou son procédé ; malheureusement le mémoire
arriva trop tard. La 1re édition de Vidal (de Cassis) était presque
achevée ; je travaillais à faire l'article *taille* et le procédé de J.-J
Reynaud y fut décrit par moi, sur mes *souvenirs !* Je lui attribuai
une incision périnéale *médiane*, et une prostatique *oblique* gauche.

Voilà les faits dont j'ai en preuve le mémoire indiqué, etc.

Toulon, 13 septembre 1858.

observation recueillie, à Montpellier (1), le désir d'opérer dans le triangle anatomique le plus favorable pour
arriver au col de la vessie, à travers les tissus les
moins épais, ont seuls pu faire adopter un procédé
qui conduit sur le rayon le moins avantageux de la
prostate, sur les canaux éjaculateurs et sur le rectum
tellement dilaté chez les sujets d'un âge mûr, qu'il
entoure souvent la moitié postérieure de cette glande
et de l'urètre.

Une incision médiocre, un simple débridement
urètro-prostatique faciles à opérer dans une ligne
voisine du raphé, paraissent suffisants à l'habile professeur de Montpellier, pour extraire des calculs
volumineux qui contr'indiquent la lithotritie. Nous
le trouvons plus réservé, en 1849, dans ses pre-
mières opérations, plus hardi dans l'article publié
dans le journal de Montpellier, juin 1858. Si ces
manœuvres sont faciles, elles n'*enlèvent* pas néanmoins *à la cystotomie les caractères d'opération
majeure pour la faire rentrer*, ainsi qu'il le dit,
pag. 12, *dans le cadre des opérations innocentes.*

Les chirurgiens qui ont bien étudié le périnée,
attribuent la facilité d'extraction des calculs à travers
la ligne médiane à l'élasticité, à la souplesse des tissus

(1) .... « Toutes ces complications avaient cependant affaibli le
« le malade, qui était d'une maigreur extrême et d'une telle sus-
« ceptibilité que chaque cathétérisme provoquait des spasmes
« pénibles suivis de fièvre. Je ne pouvais raisonnablement pas
« songer à la lithotritie. Je me décidai à faire la taille périnéale
« médiane, qui n'expose pas à l'hémorrhagie. »
(Bouisson, *Tribut à la Chirurgie*, page 221).

dans un point où ils sont moins épais et moins résis-
tants. La prostate elle-même peut céder à l'effort de
traction dans les cas ordinaires, mais si le corps étranger
est rugueux ou volumineux, il occasionnera des con-
tusions, des déchirements, des arrachements consi-
dérés de nos jours comme causes fréquentes et presque
uniques d'insuccès, à tel point, que M. le professeur
Malgaigne, dans la dernière édition de son Manuel
des opérations (1849), conseille de dépasser les limites
de la prostate et d'inciser la vessie pour éviter les
tiraillements sur les parties voisines.

M. Malgaigne nous permettra de ne pas adopter un
précepte trop hardi, et que l'expérience ne saurait
autoriser, et M. Bouisson conviendra sans peine que,
malgré la souplesse des organes qui composent le
centre du périnée, il lui aurait été impossible d'extraire le calcul représenté dans le journal déjà cité,
s'il ne se fût brisé de suite. Il aurait pu alors se trouver dans la nécessité de prolonger l'incision au risque
de comprendre le sphincter et le rectum et d'en éprou-
ver les conséquences.

Quand on a lu avec attention le savant mémoire
que j'ai cité et qui est une monographie complète de
la taille médiane, on voit bien que son auteur compte
d'avance sur les ressources de la lithotritie ; mais
cette brillante manœuvre déjà vantée par M. P. Pétre-
quin, de Lyon, cette alliance des deux opérations est-
elle pratiquable, en général, quand on a pu constater
tout à son aise l'existence d'un calcul volumineux ? Le
chirurgien le plus habile est-il autorisé dans ce cas à

pratiquer une ouverture qu'il sait insuffisante, avec le projet bien arrêté de briser ensuite le calcul à travers cette voie plus directe mais artificielle? Il est permis de ne pas le croire. L'introduction réitérée des instruments divers nécessaires pour cette double opération et la sortie des fragments, pourraient exiger beaucoup de temps et des manœuvres capables d'emmener l'inflammation des organes voisins, ou le décollement des divers plans aponévrotiques et celluleux qui entrent dans la composition du périnée. De là viendraient sans doute la suppuration ou l'infiltration urineuse et leurs conséquences ordinairement funestes.

Du moment qu'il peut y avoir dans la taille médiane obstacle à l'extraction des corps volumineux, cherchons ailleurs des points plus favorables aux incisions les plus étendues, ne soyons point, dans les circonstances difficiles, esclaves d'une seule méthode ou d'un seul procédé. M. Bouisson nous en donne l'exemple dans l'historique du fait qui l'a conduit à pratiquer la taille médiane dont il nous paraît avoir exagéré l'importance.

Ce lieu d'élection si recherché par les chirurgiens de toutes les époques, le trouverons-nous sans quitter la ligne médiane dans les deux procédés de Sanson, injustement attribués à Vacca Berlinghierri, dont les travaux furent postérieurs (Pisa, 1825,)? L'expérience a prouvé le contraire.

Avant d'aller plus loin, je dois faire observer que M. Clot-Bey, dans son compte-rendu, publié en 1832 et dans une lettre insérée dans la *Presse médicale de*

Marseille, 10 août dernier, décrit la taille raphéale à laquelle il attribue ses nombreux succès, et qu'il ne pratique l'incision du sphincter de l'anus que lorsqu'il rencontre des difficultés dans l'extraction des calculs. Le professeur de Pise et Sanson, en formaient le premier temps de leur opération. La méthode adoptée par M. Clot-Bey, est donc une modification de la taille médiane ; celle de M. Bouisson en est une autre variété. Je n'insisterai point sur la valeur de ces deux procédés qui ont leur degré d'utilité dans les cas ordinaires, mais je pense qu'on doit tenir compte dans les nombreuses cures qui ont été mentionnées de l'habileté du chirurgien, et surtout de ce climat des pays chauds si favorable à la réussite de toutes les grandes opérations.

La publication de la lettre de M. Clot ne prouve rien en faveur de l'opération de Vacca ou de Sanson, telle qu'elle a été décrite par ces auteurs, telle qu'elle fut pratiquée dès le principe. M. Velpeau a dit : « Elle « doit rester dans l'oubli, parce qu'elle est la plus « menaçante pour le rectum et les canaux éjacula- « teurs. De plus, comme elle divise la prostate « d'avant en arrière, dans le sens d'un des plus petits « rayons de cette glande, elle ne mérite pas les éloges « qui lui ont été prodigués par le professeur de Pise, par « Rollandini, son compatriote, et par M. Clot dans « son compte-rendu (Méd. opératoire, dernière édit., « t. IV, p. 504). »

Déjà M. Senn, de Genève, avait écrit cette proposition 3me, page 34, de son excellente Thèse :

.« Éviter l'hémorrhagie artérielle étant le seul
« avantage obtenu par les tailles médiane vésicale et
« recto-vésicale, et cet avantage ne pouvant contre-
« balancer leurs inconvénients on doit y renoncer
« entièrement. »

Dupuytren se livrait avec ardeur à des recherches
anatomiques qui devaient servir au perfectionnement
de la lithotomie, lorsque, près de lui et sous ses yeux,
Sanson imaginait la méthode dont il vient d'être ques-
tion; sur le cadavre, les résultats furent si prompts, si
simples, que le célèbre chirurgien en fut ébranlé et
qu'il s'arrêta. La lithotritie avait en même temps,
dans les mains de M. Civiale et malgré un appareil
instrumental vicieux, donné des résultats qui furent
bientôt dépassés au moyen du percuteur de M. le ba-
ron Heurteloup.

A peine essayée sur le vivant, la taille médiane
recto-vésicale fut abandonnée comme mauvaise dans
ses résultats, et la lithotritie elle-même fut réservée
aux calculs de médiocre volume et aux vessies tolé-
rantes. Il fallait trouver le moyen d'extraire les calculs
volumineux par une autre méthode, sans quitter la
région du périnée. Dupuytren se remit à l'œuvre et,
cette fois, il eut la gloire de la terminer.

Celse, poussant le calcul par le rectum, faisait-il
l'incision au-dessus de l'anus, dans une direction trans-
versale ou demi-courbe? Peu importait à l'état actuel
de la chirurgie ; les anciens documents pouvaient être
négligés ; des travaux plus sérieux étaient dus à
Chaussier et surtout à Béclard, à M. Senn, de Genève,
et à H. Bell.

Dupuytren , tenant compte des rayons de la prostate et des incisions multiples qu'elle pouvait supporter, voyant agir, de dehors en dedans, le large gorge-
ret, un peu concave et tranchant des deux côtés , de
Béclard , imagina le lithotome double, si bien perfec-
tionné par M. Charrière ; il fit fabriquer un large
cathéter capable de bien guider cet instrument dans la
vessie et de tendre l'urètre , et, dès lors, la taille bilatérale ou bi-oblique , se trouva réglée de manière à
respecter l'artère transverse et le bulbe si souvent lésés
dans la taille latéralisée , à éviter les canaux éjaculateurs et le rectum toujours exposés dans la taille médiane par tous les procédés ; enfin, à pratiquer à la
vessie une double incision formant un angle dont l'aire
augmentée de la largeur de l'urètre , peut permettre
l'extraction des plus gros calculs que l'on ait rencon-
trés (1).

Quant à la facilité d'exécution, je ne crains pas de
dire que la taille bi-latérale de Dupuytren peut attein-
dre l'urètre dans sa portion membraneuse et le col de
la vessie, aussi promptement que la taille médiane.
Elle peut , mieux encore que celle-ci , s'éloigner du
bulbe et se rapprocher du rectum sans aucun danger,
pourvu qu'on le déprime en bas pendant l'incision
demi-courbe des tissus peu épais qui composent cette

(1) Si l'on incise la prostate des deux côtés, les incisions ayant
chacune 18 à 20 millimètres , donnant une ouverture totale de 11
centimètres de circonférence , permettant l'extraction d'une sphé-
roïde de 36 millimètres de diamètre, sans compter la dilatation que
toute prostate saine peut supporter. Quand elle est hypertrophiée ,
on peut prolonger les incisions.

partie du périnée. Le large cathéter , inventé par l'il-
lustre chirurgien de l'Hôtel-Dieu et utilisé avec raison
par MM. Bouisson et Clot-Bey, conduit facilement
dans la vessie le lithotome double , bien supérieur au
bistouri simple ou à languette dont ils se servent et
qui pourrait bien s'égarer entre des mains moins
exercées

Je persiste donc à démontrer dans mes leçons de
chirurgie la supériorité de la taille bi-latérale sur la
méthode latéralisée et sur la méthode médiane, toute
modifiée qu'elle a été par Vacca et par ses honorables
confrères, quand on soupçonne l'existence d'un calcul
volumineux., ou quand on se trouve seulement dans
le doute faute de renseignements précis. Hors de ces cas,
je n'ai aucune préférence pour cette opération, que
quelques chirurgiens de mérite adoptent à tort comme
méthode générale(1), car je suis convaincu qu'une seule
incision , faite à la prostate dans le sens vertical pour
les petits calculs, dans le sens oblique pour les calculs
de moyenne grosseur, est toujours plus innocente que
l'incision double qui la constitue. Si je viens m'élever
aujourd'hui contre ce qu'il y a de trop exclusif dans
les mémoires de MM. Bouisson et Clot-Bey , c'est
parce qu'ils ont perdu de vue, M. Clot surtout qui ne les
mentionne pas, les limites prostatiques. en dehors des-
quelles la cystotomie ne saurait offrir des garanties

(1) J'ai vu pratiquer la taille bilatérale chez un enfant , pour un
calcul un peu plus gros qu'une fève de haricot, et que les tenettes
eurent de la peine à rencontrer dans la vessie. Assurément dans
ce cas la taille médiane était mieux indiquée.

suffisantes ; c'est parce que les jeunes chirurgiens , séduits par une facilité qui couvre des dangers, pourraient se trouver fort embarrassés dans l'extraction d'un calcul de forte dimension après la taille raphéale ou para-raphéale.

Je ne puis, dans les bornes qui me sont imposées, par une simple lecture, reprendre toutes les objections déjà faites à la taille médiane, si bien défendue par le savant professeur de Montpellier. Sa complaisante imagination va jusqu'à prêter à l'excellence de cette méthode ce que l'on peut attribuer à son habileté chirurgicale, et je crois qu'il lui sera bien difficile de faire adopter entr'autres opinions cette similitude de fonctions qu'il établit entre le vagin, destiné par la nature à des dilatations physiologiques pendant l'acte de l'accouchement, et l'urètre et la prostate augmentés de l'incision du périnée pendant l'extraction du calcul. On sait trop bien , de nos jours, que les dilatations exagérées de ces derniers organes peuvent emmener l'incontinence d'urine.

L'Académie des sciences vient d'entendre , dans sa séance du 6 septembre courant , une lecture de M. Heurteloup, qui a basé un nouveau procédé de taille médiane sans incision de la prostate, sur l'extensibilité du col de la vessie et de la portion membraneuse de l'urètre. Les trois premiers essais de l'habile lithotomiste ont été heureux. Ils vont être soumis à l'appréciation d'une Commission, composée d'hommes compétents dont le rapport excitera un vif intérêt.

La lecture de M. Heurteloup est un événement qui

semble militer en faveur de l'opinion du savant professeur de Montpellier, et qui rappelle que cette extensibilité avait déjà été reconnue et utilisée en Egypte à une époque bien éloignée de nous. Reprise plus tard, par Marianus Sanctus et par Collot, elle semblait condamnée à tout jamais, à cause des lacérations et des déchirures de la prostate et des canaux éjaculateurs qui s'étendaient quelquefois jusqu'au col de la vessie et aux vésicules séminales (Velpeau), accidents qui avaient pour résultats inévitables l'inertie vésicale et la stérilité, si le malade ne succombait point après l'opération. Attendons le jugement de l'Académie ; elle nous dira si de nos jours les organes dilatés sont mieux ménagés par les instruments de M. Heurteloup que par ceux des lithotomistes du 16e siècle.

Je vais rapporter, en terminant, quelques observations que j'ai recueillies au début de ma carrière chirurgicale, alors que les procédés de Sanson ou de Vacca semblaient devoir faire une révolution parmi les lithotomistes, c'est-à-dire, avant la modification décrite dans le quatrième mémoire du professeur de Pise, qui ne fut qu'un pas rétrograde vers les anciens procédés de la taille médiane, puisque cette modification ressemble si bien à la manière de faire si souvent, si habilement mise en usage par le célèbre Mareschal.

3me *Observation.* — Le 15 juin 1825, je fus appelé à Pourrières (Var), auprès du jeune Ouvière, âgé de 6 ans, pour le délivrer d'un calcul vésical qui le tourmentait depuis quelque temps, et qui occasionnait des hématuries fréquentes. Je pratiquai devant plusieurs médecins de la contrée la taille rectovésicale alors en vogue.

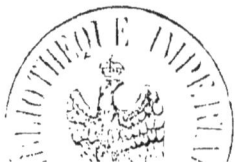

Le sujet convenablement placé, un catheter ordinaire fut introduit dans la vessie et dirigé par un aide vers la ligne médiane du périnée. Le doigt indicateur de la main droite sur lequel je couchai à plat la lame d'un bistouri droit ordinaire, fut introduit dans le rectum la face palmaire tournée en avant jusqu'à une profondeur de 15 à 16 millimètres. Alors dégageant mon doigt et relevant le tranchant du bistouri en avant je plongeai la pointe à travers de l'intestin, et je divisai le sphincter de l'anus, la partie inférieure du rectum et le périnée jusqu'à la portion membraneuse de l'urètre. Je cherchai alors la saillie du cathéter et y introduisis la pointe de mon instrument que la rainure conduisit, en le relevant, jusque dans la vessie.

Dans ce second temps de l'opération j'arrivai sur le calcul que je rencontrai dans la portion prostatique où il était engagé depuis longtemps, et où il avait grossi en prenant la forme bilobée et le volume d'un gros cocon double. Sa face inférieure un peu aplatie avait une couleur brunâtre foncée due au sang qui s'écoulait souvent avec l'urine. L'extraction en fut facile. Le malade fut bientôt en état de quitter le lit, mais il conserva pendant près d'un an, en avant de l'anus, vers le milieu de l'incision, un petit trajet fistuleux qui laissait échapper quelque peu d'urine et qui finit enfin par se tarir.

4ᵐᵉ *Observation*. — Quelques semaines après cette opération, M. Flourens, de Seillons, village du canton de Barjols (Var), me présenta un de ses enfants âgé de 4 ans et demi, qui présentait tous les signes d'un calcul vésical que le cathétérisme mit bientôt hors de doute. Je prescrivis quelques bains, une tisane délayante, un peu de repos, et quelques jours après je pratiquai la cystotomie de la manière que je viens d'indiquer. Aucun accident remarquable ne survint pendant l'opération ; les forces et l'embonpoint revinrent promptement, et cependant le petit malade conserva pendant plusieurs années une fistule urétro-rectale qui fit le désespoir de sa famille.

5ᵐᵉ *Observation*. — Le 4 août suivant, je fus plus heureux auprès d'Honoré Mouton, de Montfort (Var), âgé de 3 ans 1/2, porteur, pour son âge, d'un assez gros calcul. La taille médiane toujours commencée par le débridement du sphincter de l'anus et suivie de l'incision du col de la vessie ne fut pas plus rapidement exécutée que dans les deux cas précédents, et cependant le 10ᵐᵉ jour les urines avaient repris leur cours par l'urètre, la cicatrice était parfaite, pas une goutte d'urine ne suintait.

Sur trois opérations de taille médiane, exécutées par le premier procédé de Vacca-Berlinghieri, j'avais deux fistules urinaires dont une a été temporaire, l'autre plus rebelle. C'était un résultat déplorable et qui me fit retourner à la taille latéralisée. D'ailleurs, des praticiens du plus grand mérite éprouvaient, à-peu-près dans le même temps, les mêmes déceptions. Aussi, à Paris, en province, partout, la taille médiane recto-vésicale fut frappée de réprobation et si M. Clot, plus heureux, l'a conservée, c'est qu'il l'a reçue, deux ans plus tard, modifiée par Vacca lui-même, et que rarement il l'exécuta telle qu'elle avait été décrite dans le principe. Sans cela, son habileté incontestable et l'heureux climat de l'Égypte n'eussent pas suffi pour garantir près de 700 malades opérés par lui, d'accidents inhérents à la composition des organes et à leur disposition anatomique.

Depuis la publication de la nouvelle édition des œuvres de Sabatier (1824), par Begin et Sanson, jusqu'à l'insertion au Dictionnaire de médecine d'un long article de M. le professeur Laugier sur la taille (1847), on retrouve, comme dans le Manuel de M. Malgaigne (1849), la même description et la même appréciation de la méthode de Vacca ou de Sanson ; les modifications variées qu'elle a subies plus tard ont rendu moins fréquentes les fistules urinaires ; mais comme elle est pratiquée sur le rayon le plus désavantageux de la prostate, je ne puis croire qu'elle soit jamais généralement adoptée dans les circonstances difficiles. Elle restera une ressource importante contre les petits calculs que la lithotritie ne pourra détruire, et son rôle sera encore assez beau pour mériter à ceux qui, de nos jours, l'auront tirée de l'oubli, un honneur bien légitime. Aller plus loin, vouloir la généraliser, serait imprimer un mouvement rétrograde à la science chirurgicale, si bien dotée par Dupuytren.

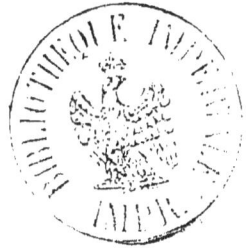

www.ingramcontent.com/pod-product-compliance
Lightning Source LLC
Chambersburg PA
CBHW050436210326
41520CB00019B/5954